Für meine Großmutter
V.VdA.

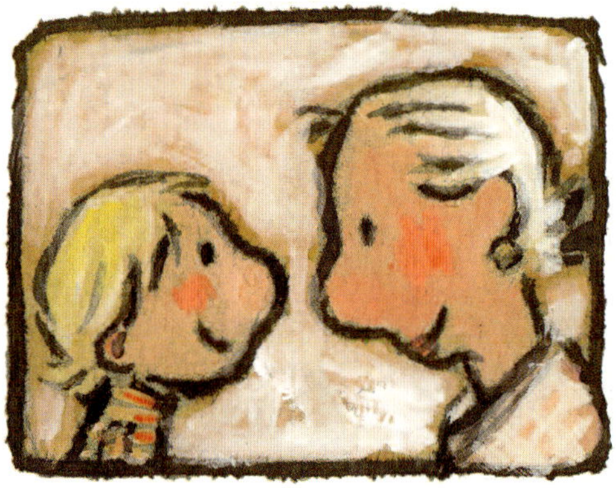

Titel der belgischen Originalausgabe:
Ma grand-mère Alzha… quoi?
Mijade Publications
16-18, rue de l'Ouvrage
B-5000 Namur

Ins Deutsche übertragen von Irmtraut Fröse-Schreer

Deutsche Ausgabe:

www.brunnen-verlag.de
Satz: DTP Brunnen
ISBN 978-3-7655-5562-6

Véronique Van den Abeele – Claude K. Dubois

Meine Oma hat Alzheimer

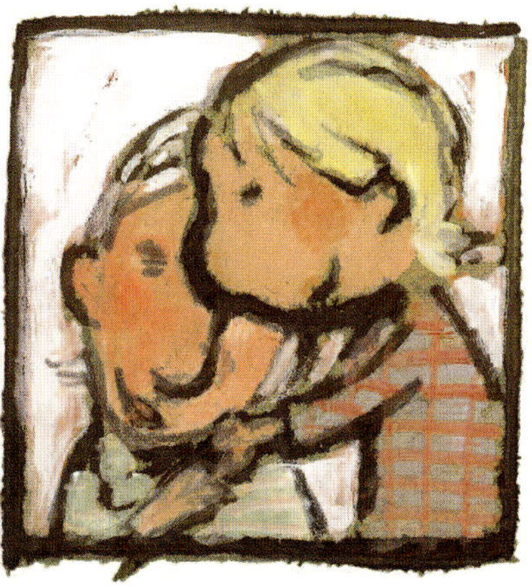

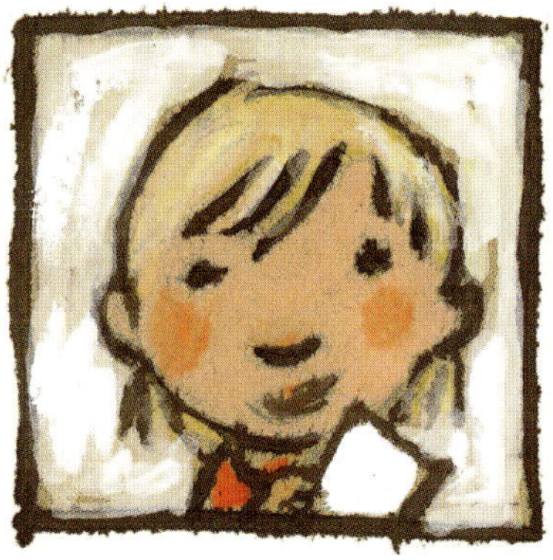

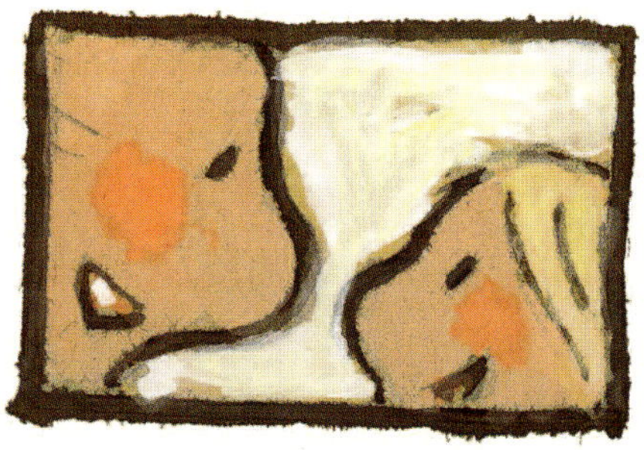

BRUNNEN
VERLAG GIESSEN · BASEL

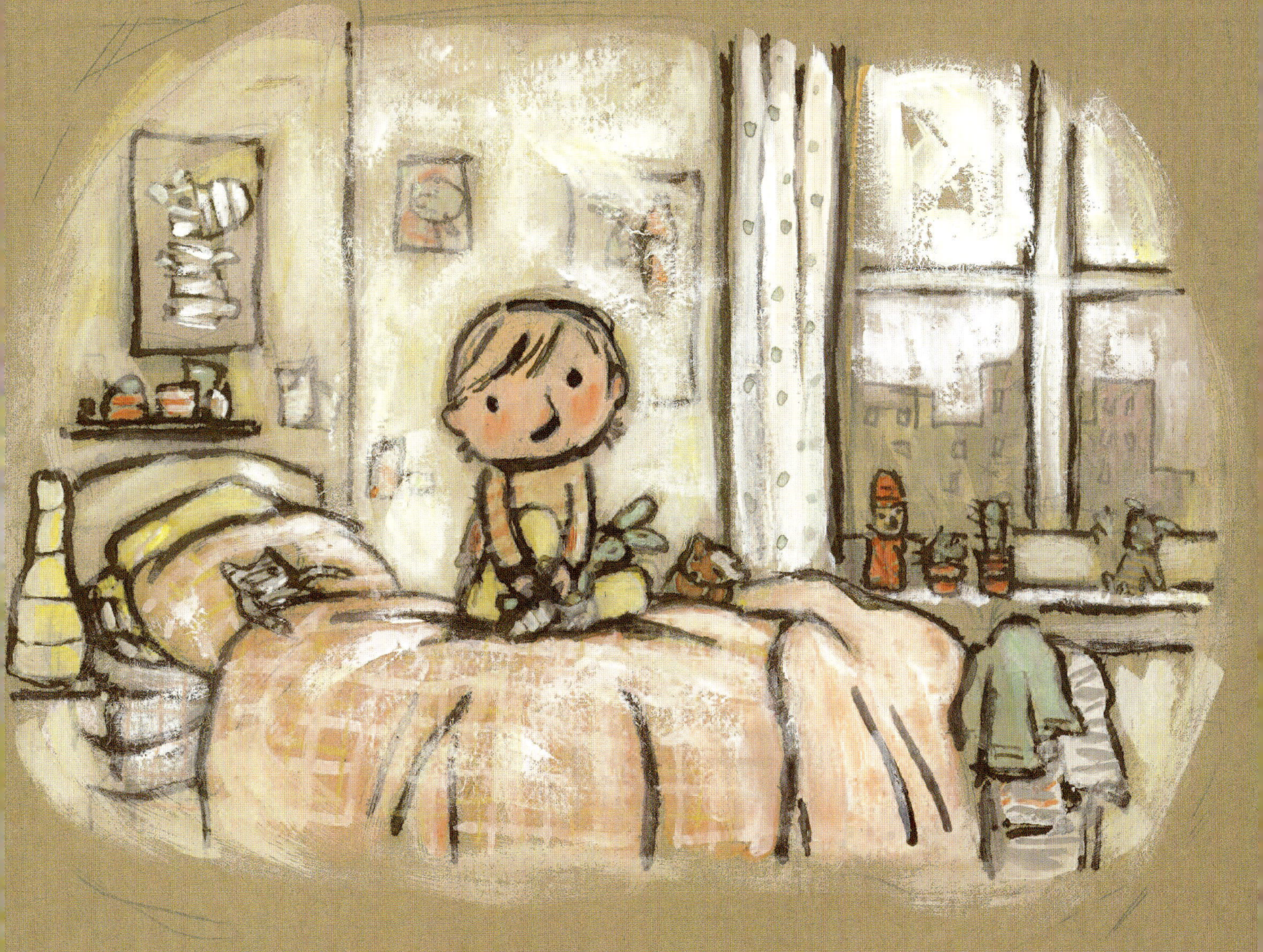

Ich bin Paula, und ich mache mir Sorgen um Oma. Irgendwas stimmt nicht mit ihr. In letzter Zeit ist sie so komisch.

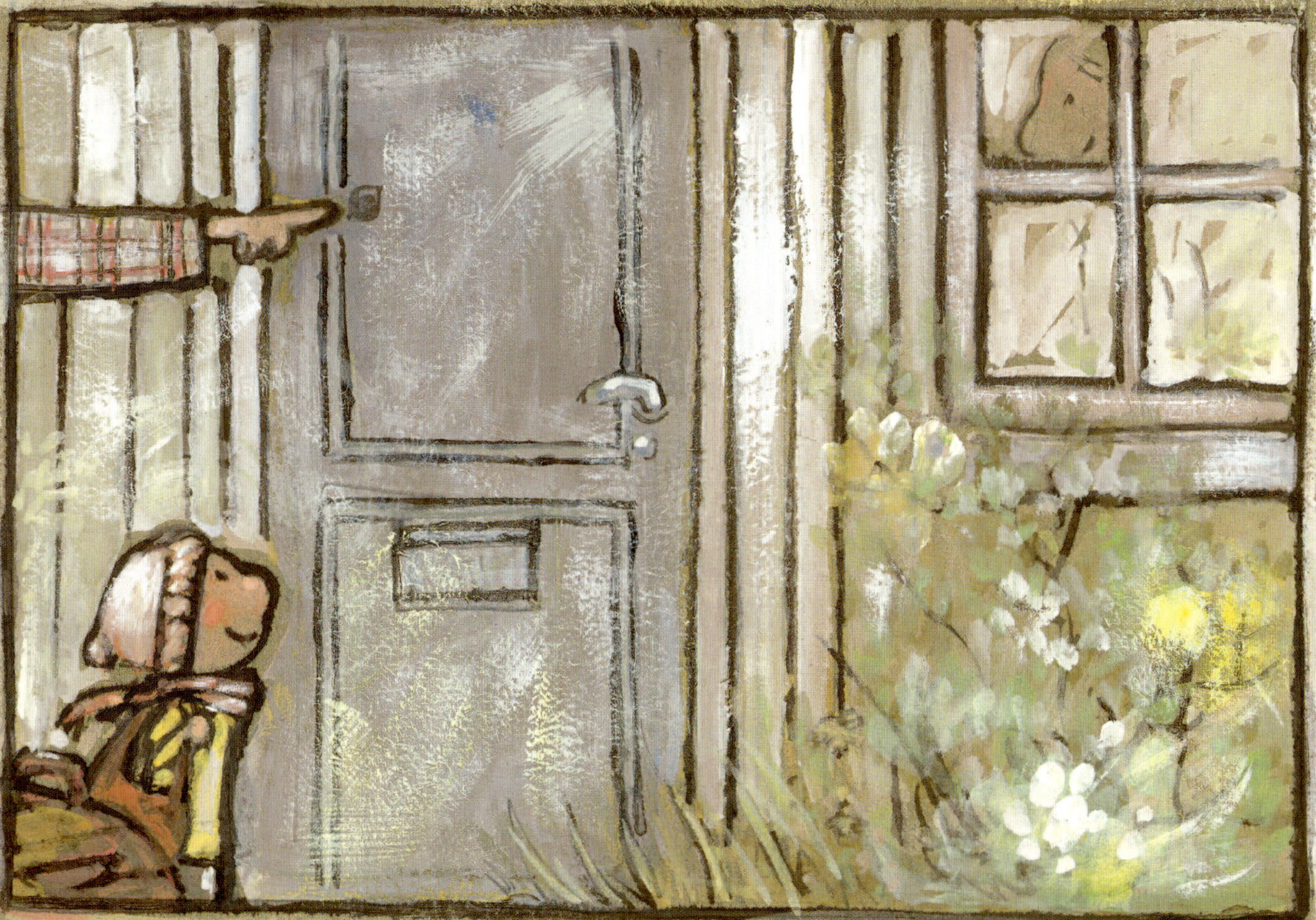

Als ich noch klein war, habe ich sie oft in ihrem großen Haus besucht.
Da roch es immer gut, nach frischer Erdbeermarmelade zum Beispiel.
Oma hat sich gefreut, wenn ich kam, und sie hat mich in die Arme genommen.
Ich habe mich auch gefreut.

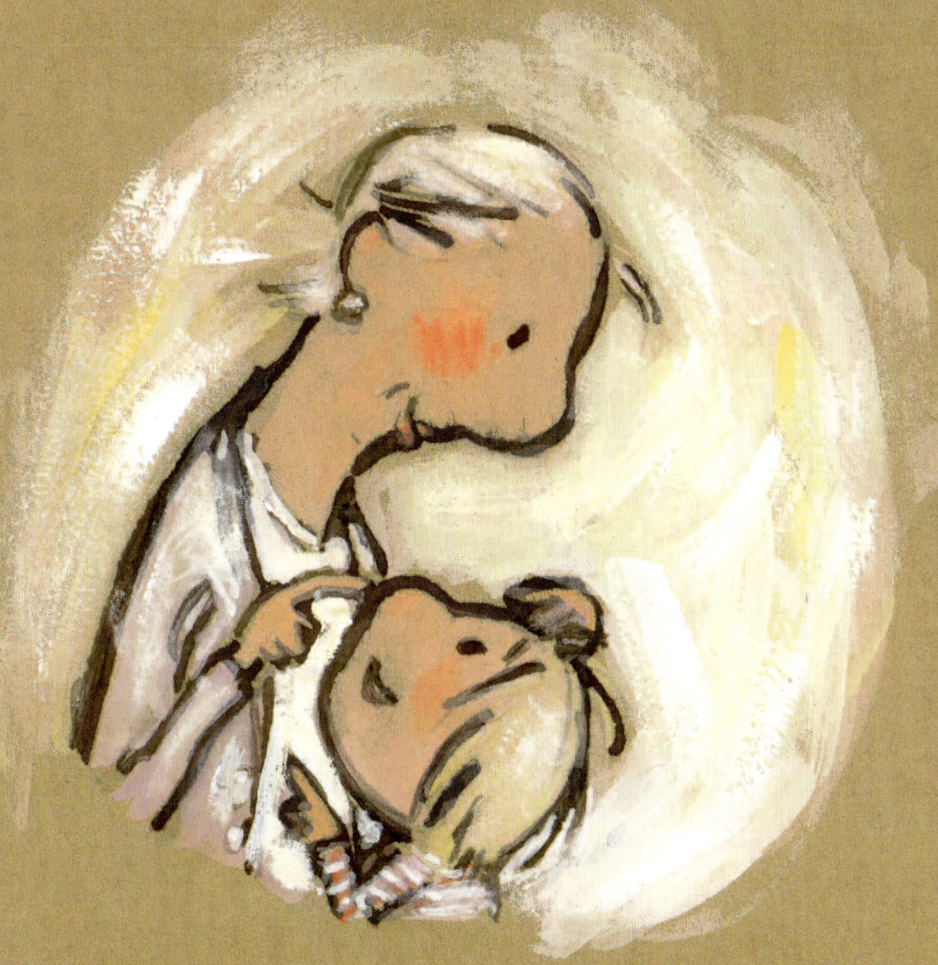

Ich wusste, dass wir noch viel Spaß miteinander haben würden.

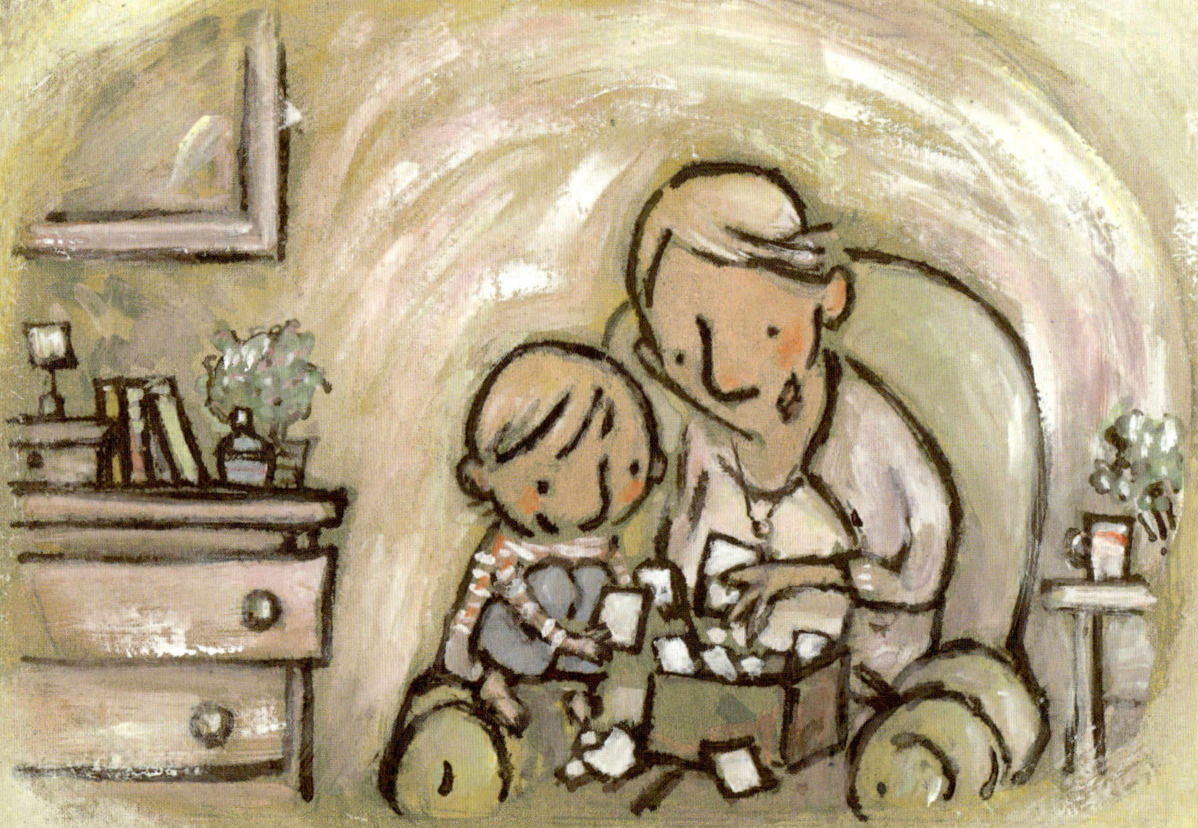

Jeden Morgen zeigte Oma mir ihre „Schätze".
Ihr Kopf war voller Erinnerungen, und wenn wir zusammen Fotos anguckten, konnte sie mir alle meine Fragen beantworten.
„Bist du das wirklich, Oma? Das kleine Mädchen auf dem Bild sieht aber genauso aus wie ich!"

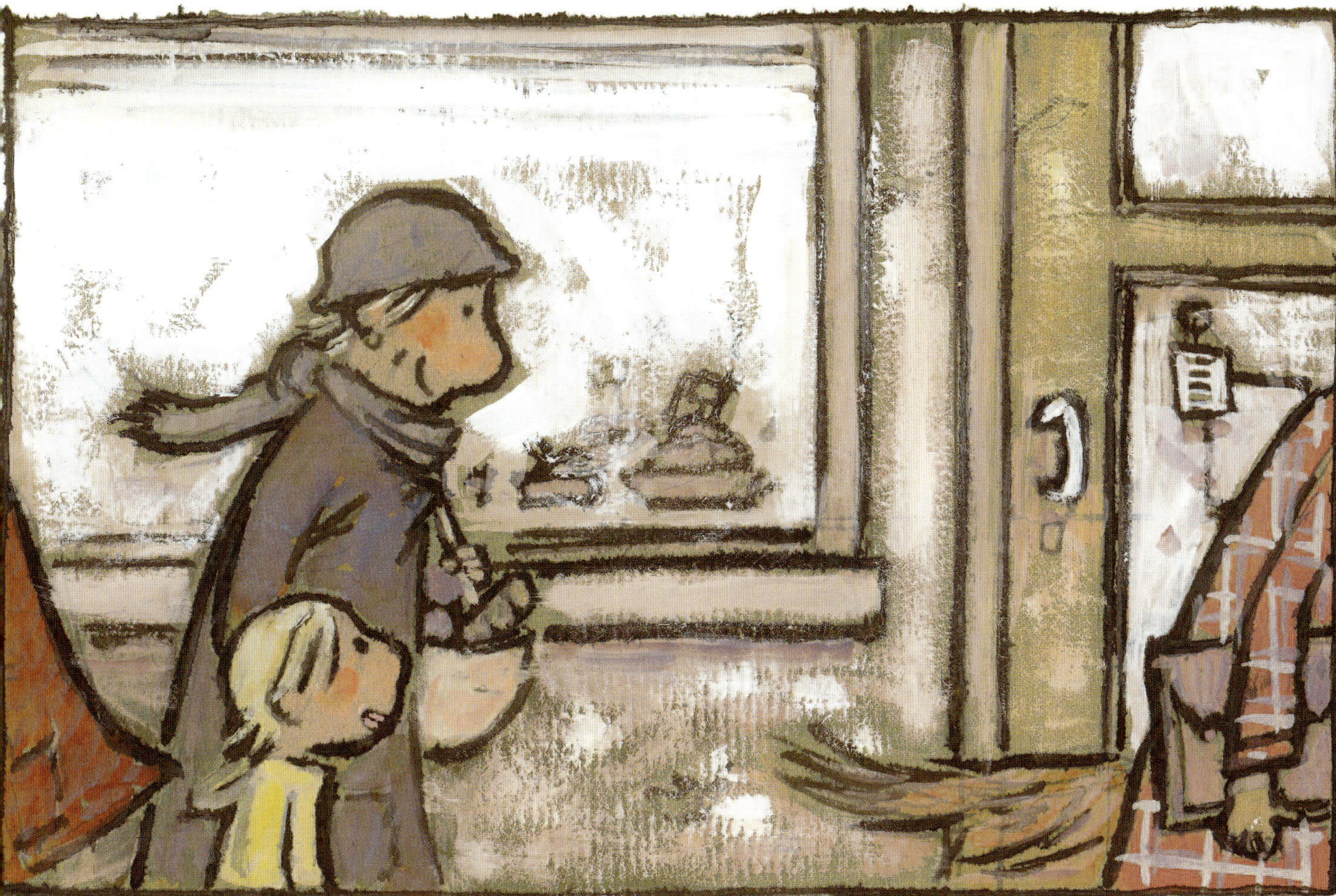

Danach gingen wir einkaufen: zum Bäcker und in die Metzgerei. Zum Bäcker ging ich am liebsten, weil Oma dort früher gearbeitet hat, als sie noch jung war. Das kann ich mir gar nicht vorstellen!

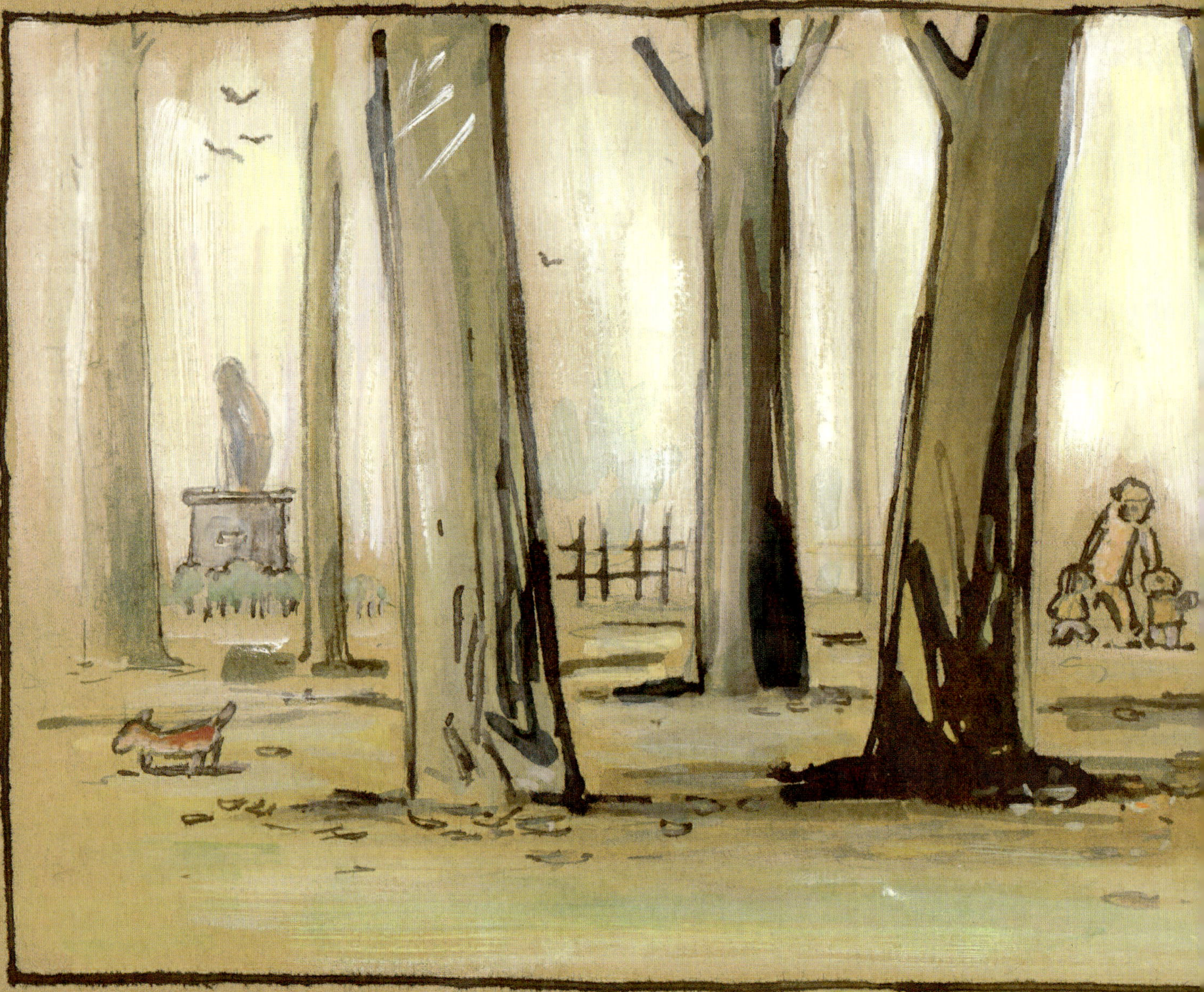

Auf dem Heimweg gingen wir immer durch den Park.
Da haben wir die Enten mit altem Brot gefüttert.

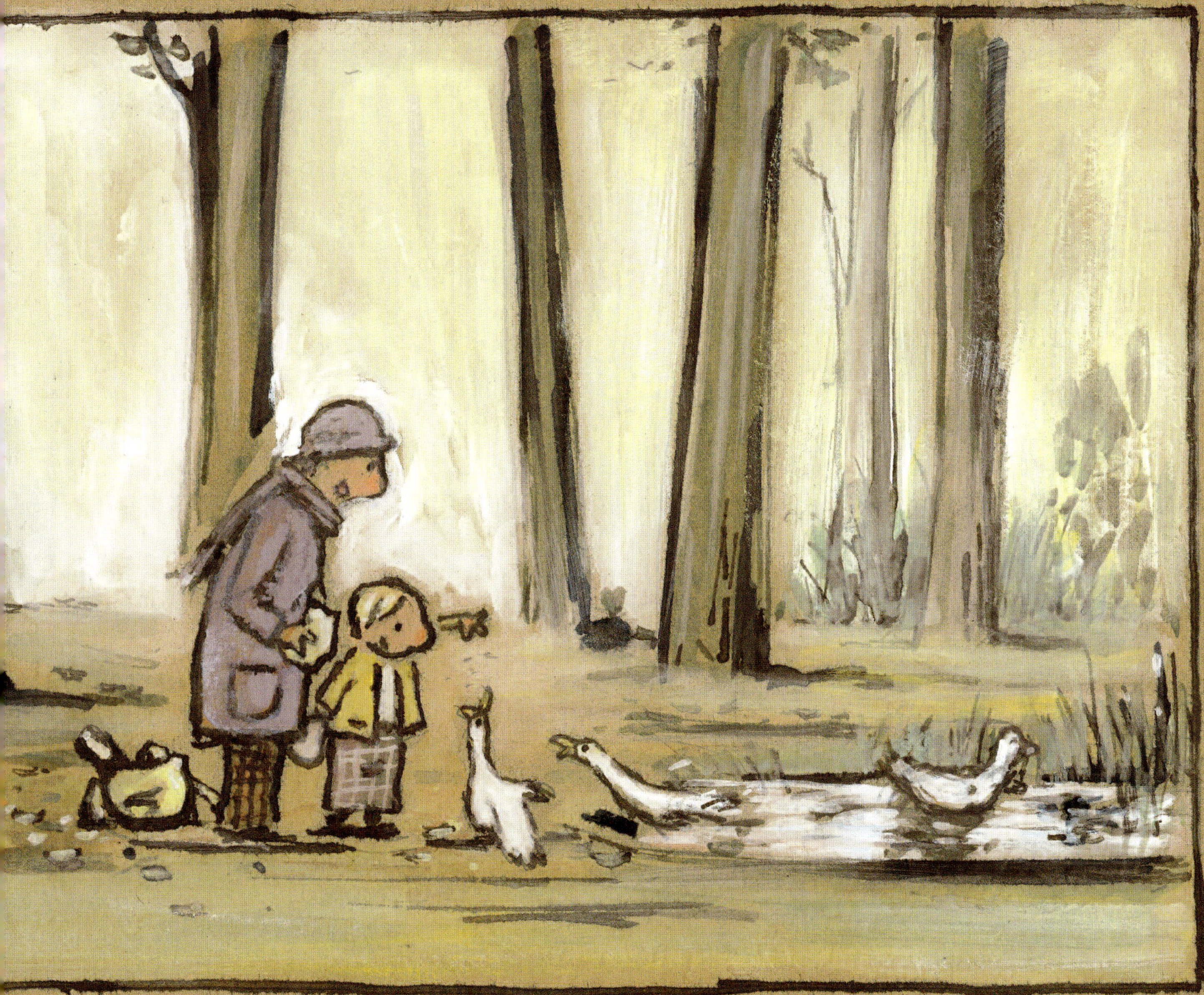

Bei den Enten war es lustig.
Oma fand die Enten ziemlich schlau.

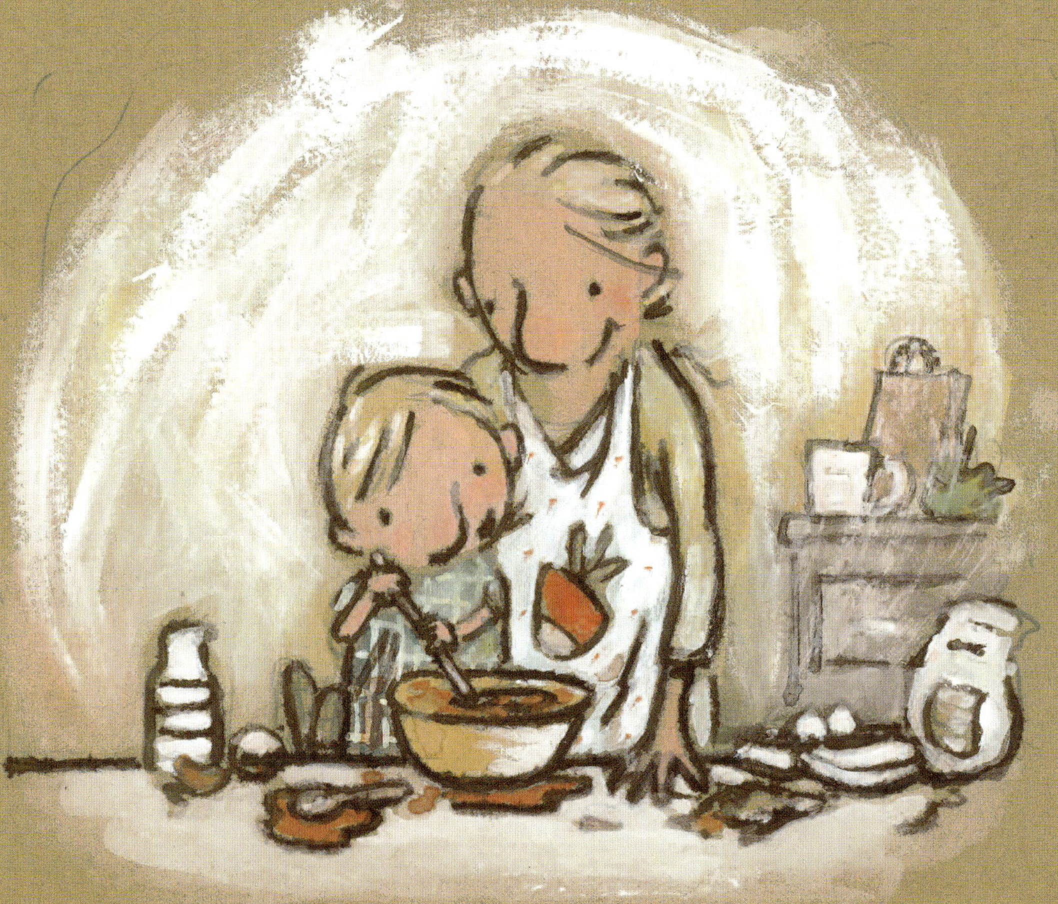

Mittags haben wir oft zusammen gekocht und gebacken.
Unsere Spezialität war Schokoladenkuchen mit viel Sahne.
Ich musste mir immer eine Schürze umbinden, bevor ich den Teig durchrührte. Und Oma hat mir erlaubt, die Löffel abzulecken.
Das war herrlich!

Am Abend erzählte mir Oma Geschichten von früher,
als sie so alt war wie ich.
Sie erzählte von den Spielen, die sie damals gespielt hatte,
von der Schule, von ihrem ersten Freund und andere Dinge.
Ich mochte ihre weiche, warme Stimme.
Und ich mochte ihre Geschichten.

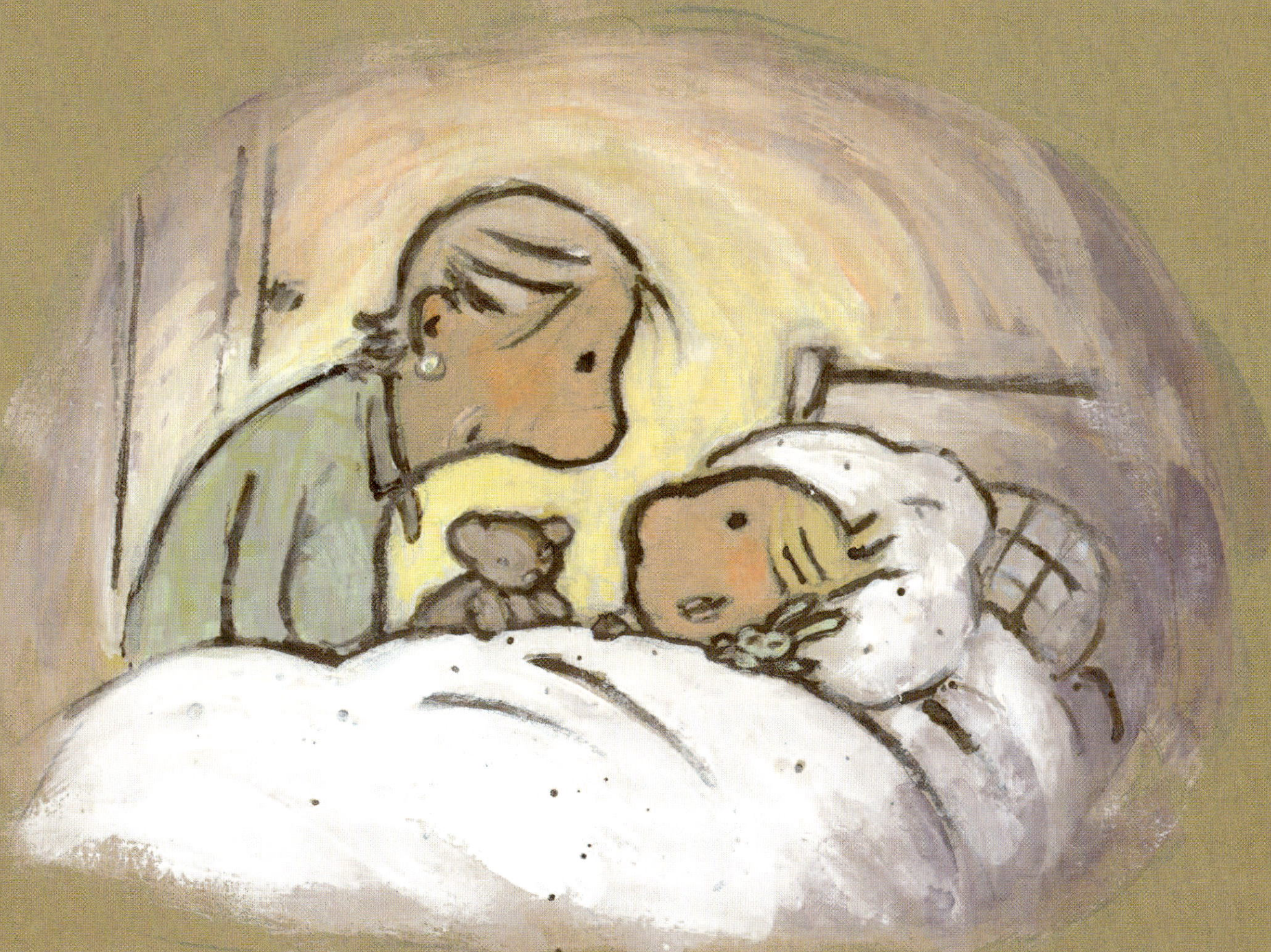

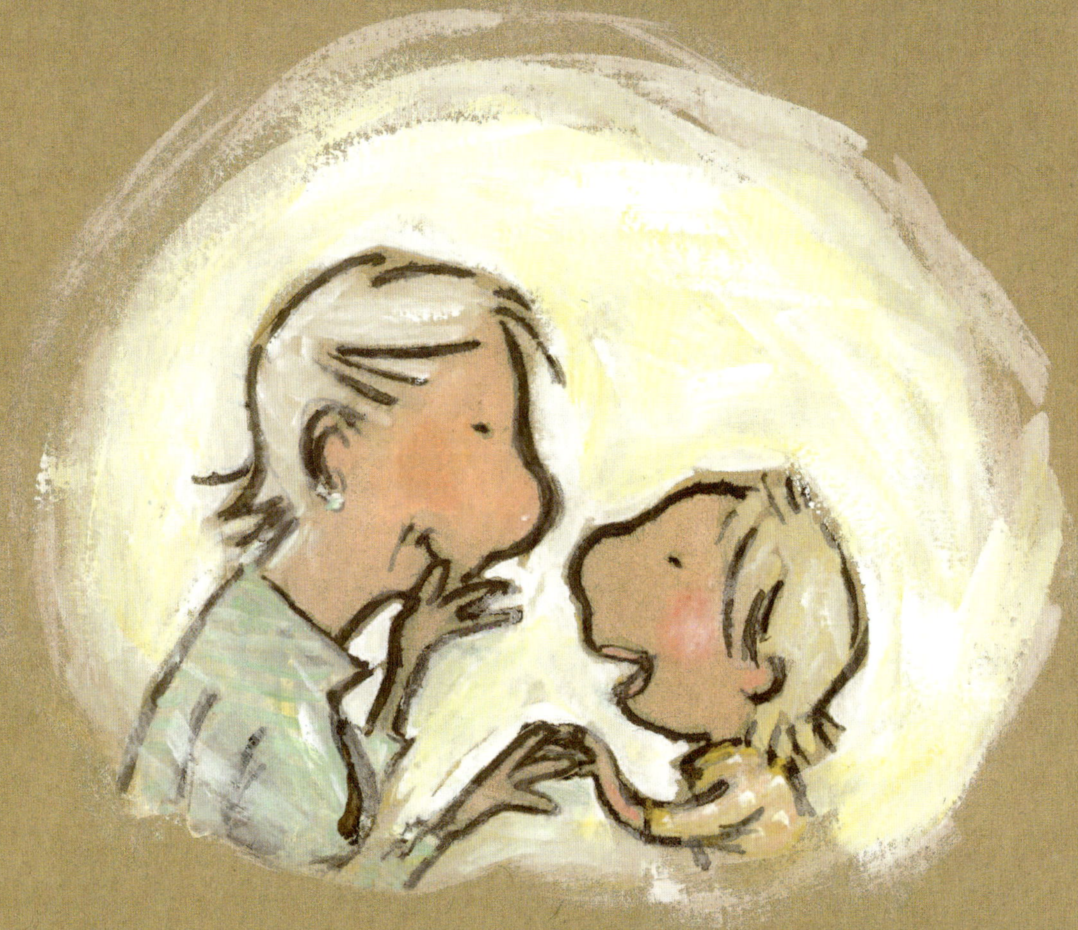

Dann kam das Schönste:
Wir schauten uns in die Augen und gaben einander unseren „schallenden Schmatze-Kuss“, wie sie es nannte. Darüber mussten wir immer lachen, und unser Lachen war im ganzen Haus zu hören.
Dieser Kuss war etwas sooo Besonderes!
Wie ruhig und beschützt ich mich dann bei Oma fühlte!

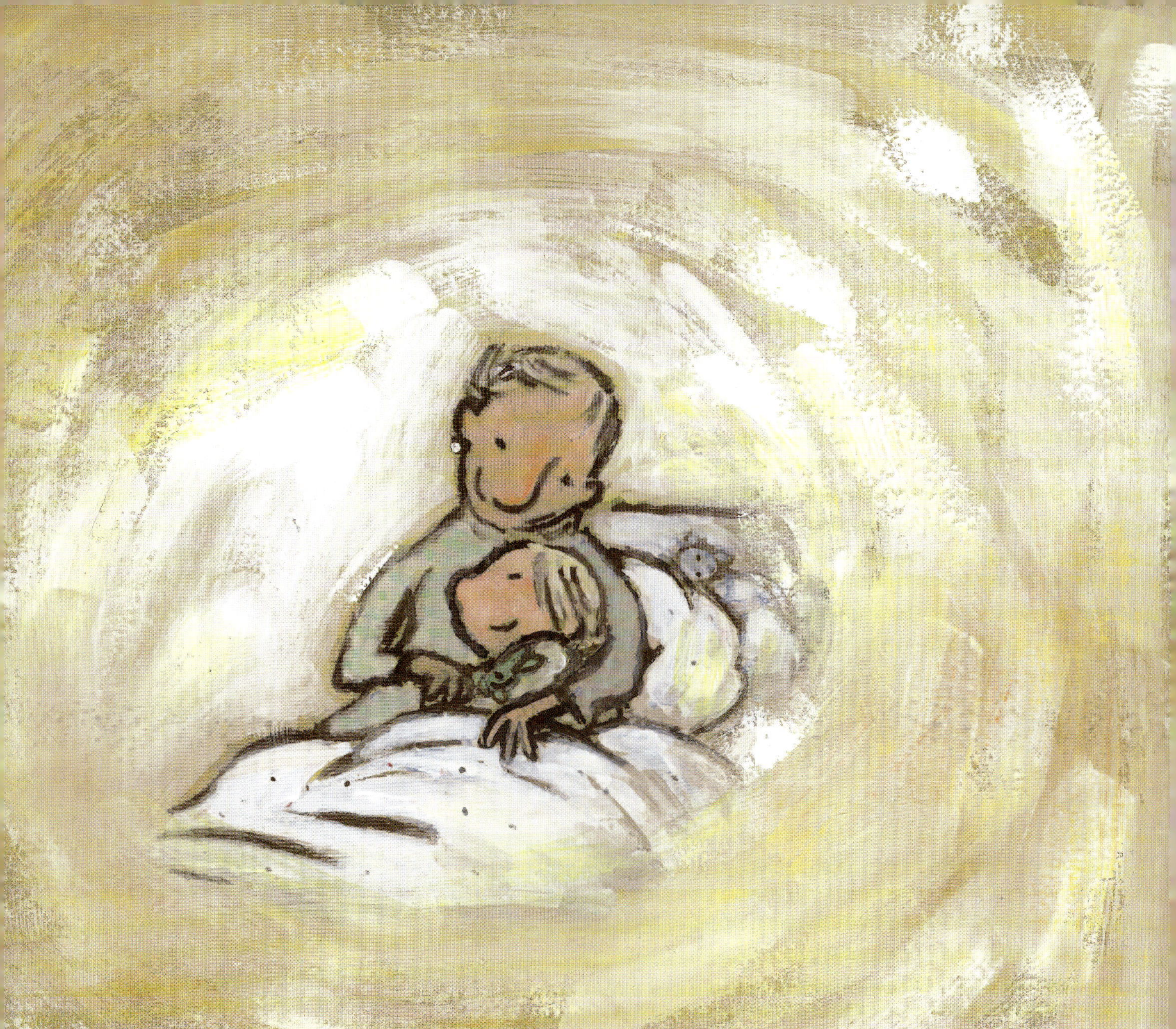

Sie hielt mich in ihren Armen und sang mein
Lieblings-Schlaflied: „Guten Abend, gute Nacht …“
Ich kann es heute noch auswendig.

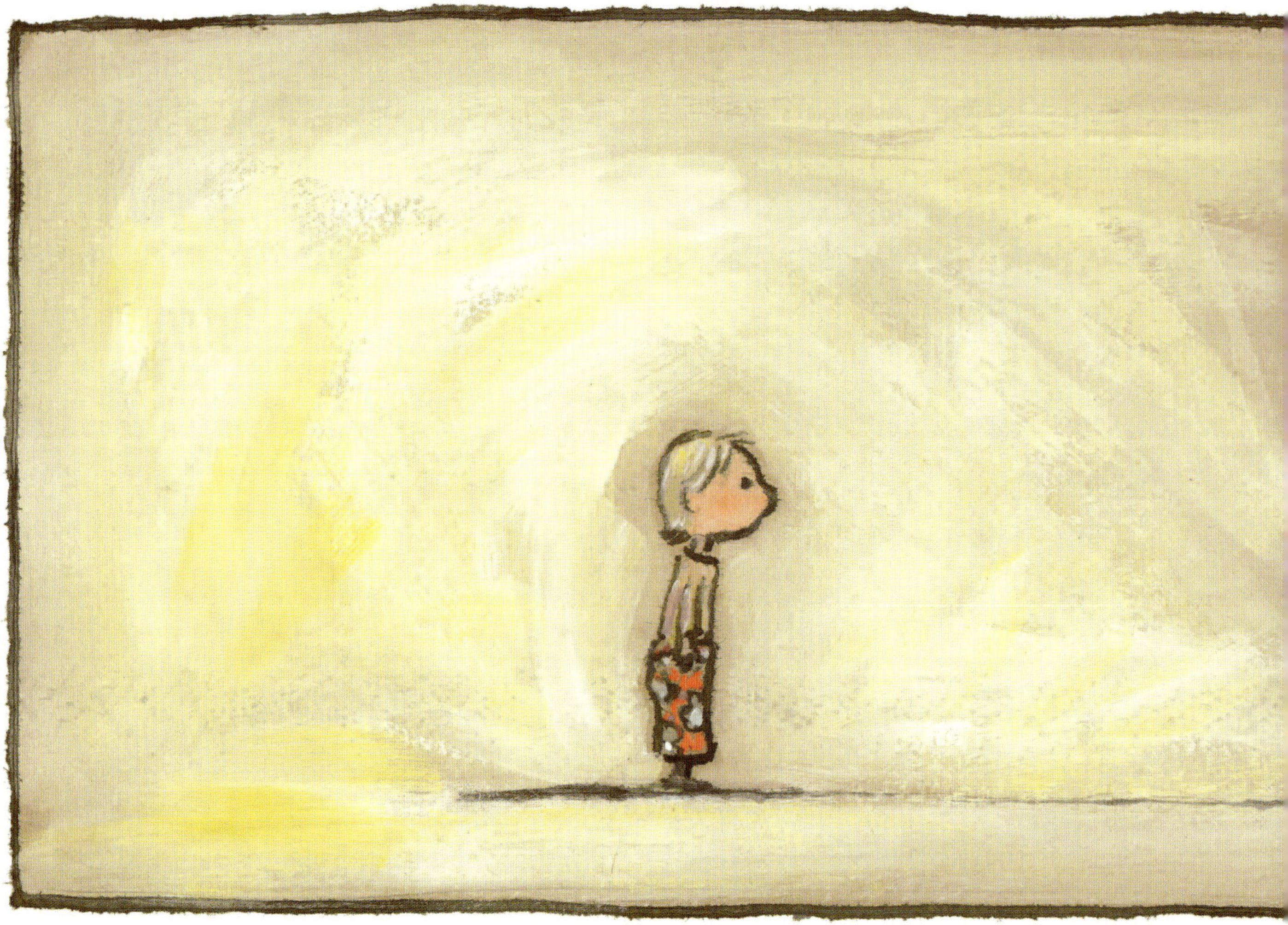

Doch dann kam dieser Tag. Als ich zu Oma ging, spürte ich sofort, dass etwas nicht stimmte. Sie sagte: „Guten Morgen, Susanne!“
„Aber ich bin nicht Susanne!“, lachte ich. „Machst du Spaß, Oma? Ich bin doch Paula.“

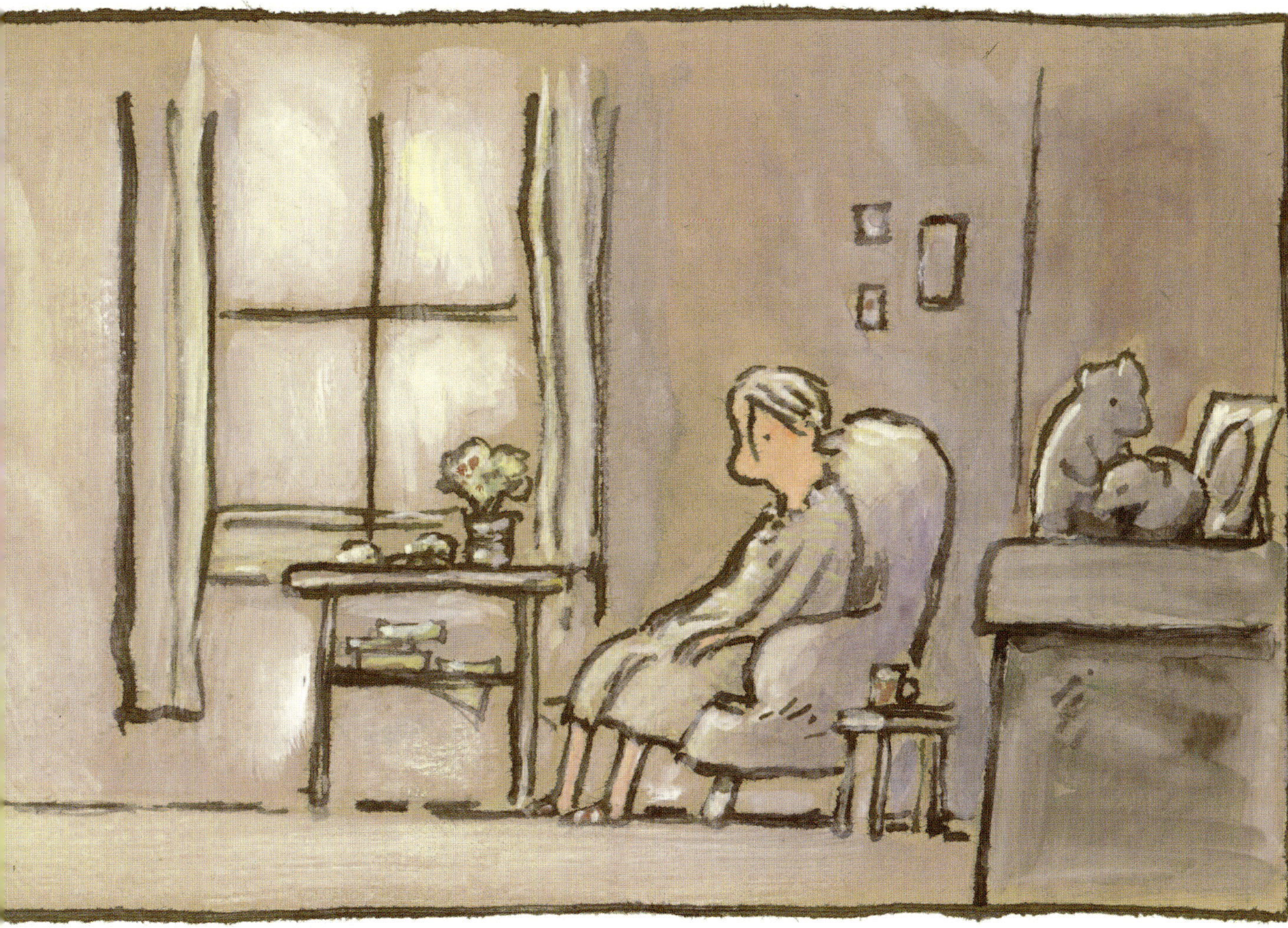

Aber Oma machte keinen Spaß. Sie war verwirrt.
Sie brachte alle Namen durcheinander.
Später sagte sie noch viele sonderbare Dinge zu mir,
zum Beispiel: „Komm zu Papa! Wir wollen Vögel angeln gehen."

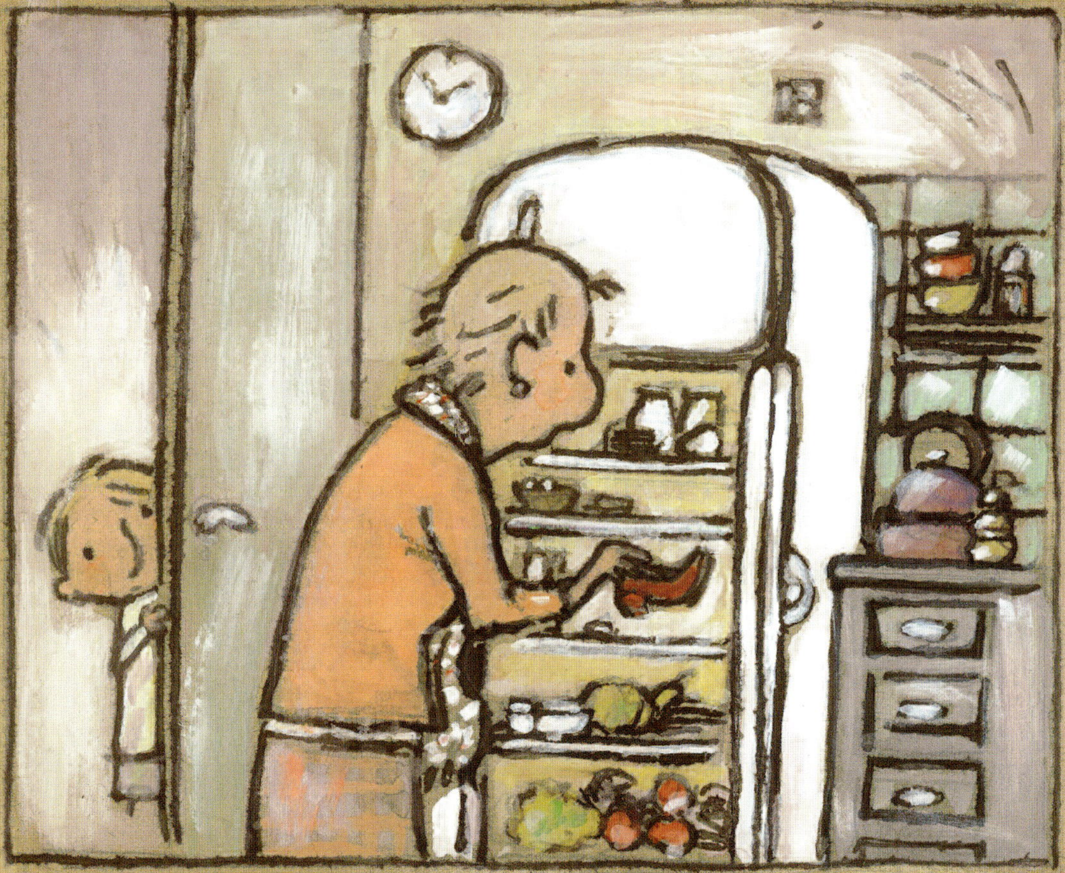

Zuerst dachte ich, dass alles ein Spiel sei.
Aber dann wurde mir klar, dass sie wirklich Mühe
mit den Wörtern hatte.
Eines Abends stellte sie ihren Schuh in den Kühlschrank.
Und dann verirrte sie sich in ihrem eigenen Haus.

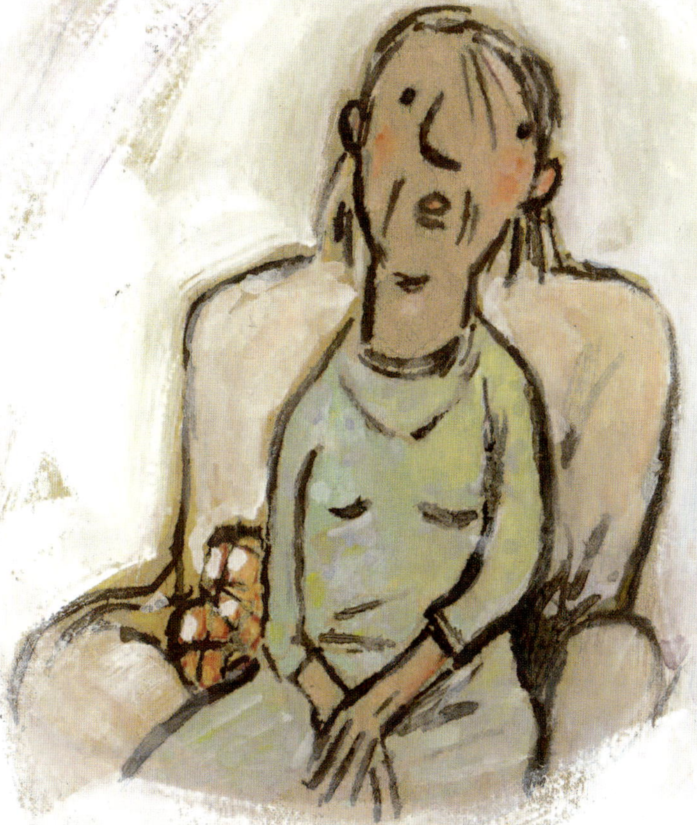

Am nächsten Morgen wollte sie ihr Taschentuch essen.
Ich konnte das nicht glauben. Ich musste ständig auf sie aufpassen.
Da begriff ich wirklich, dass Oma keinen Spaß machte.
Sie war krank. Und ihre Krankheit machte, dass sie verrückte Dinge tat.

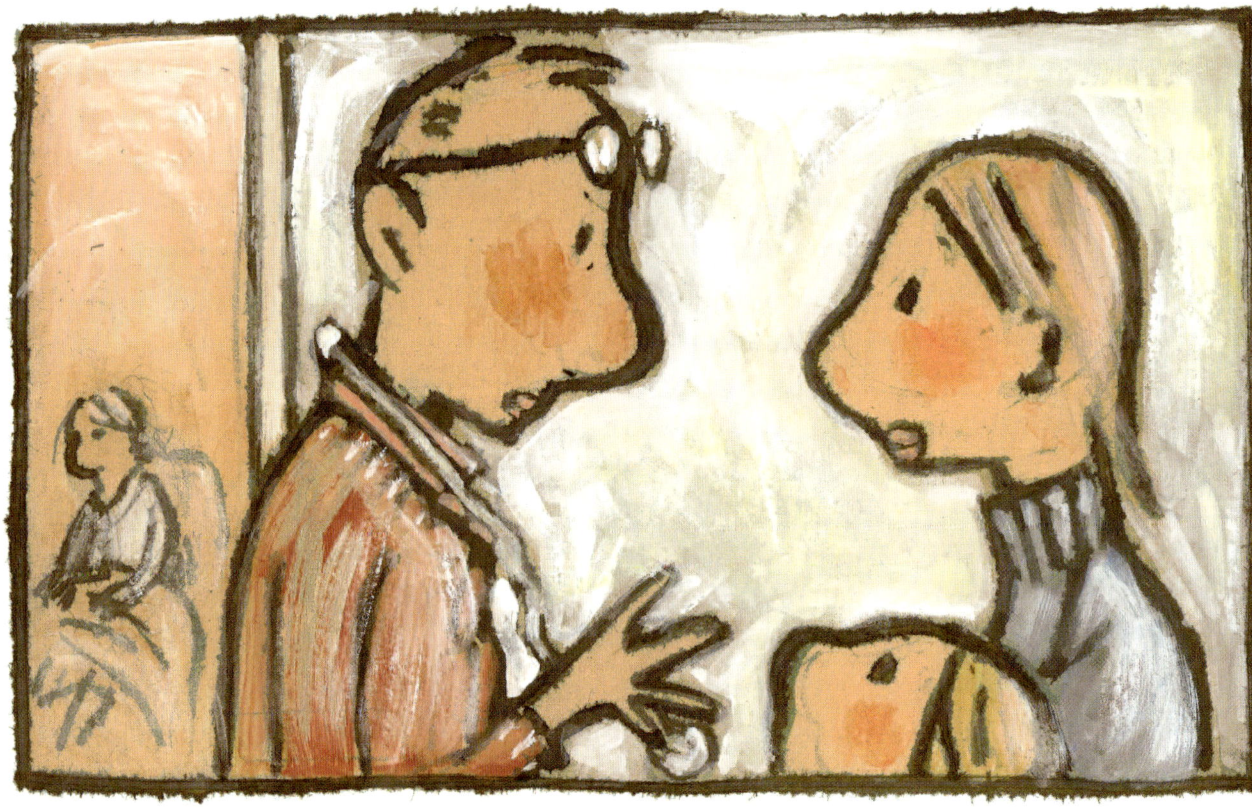

Der Arzt erklärte, dass Oma Alzheimer habe.
„Alz… was?“, fragte ich. Was immer es war –
sie brauchte Hilfe.

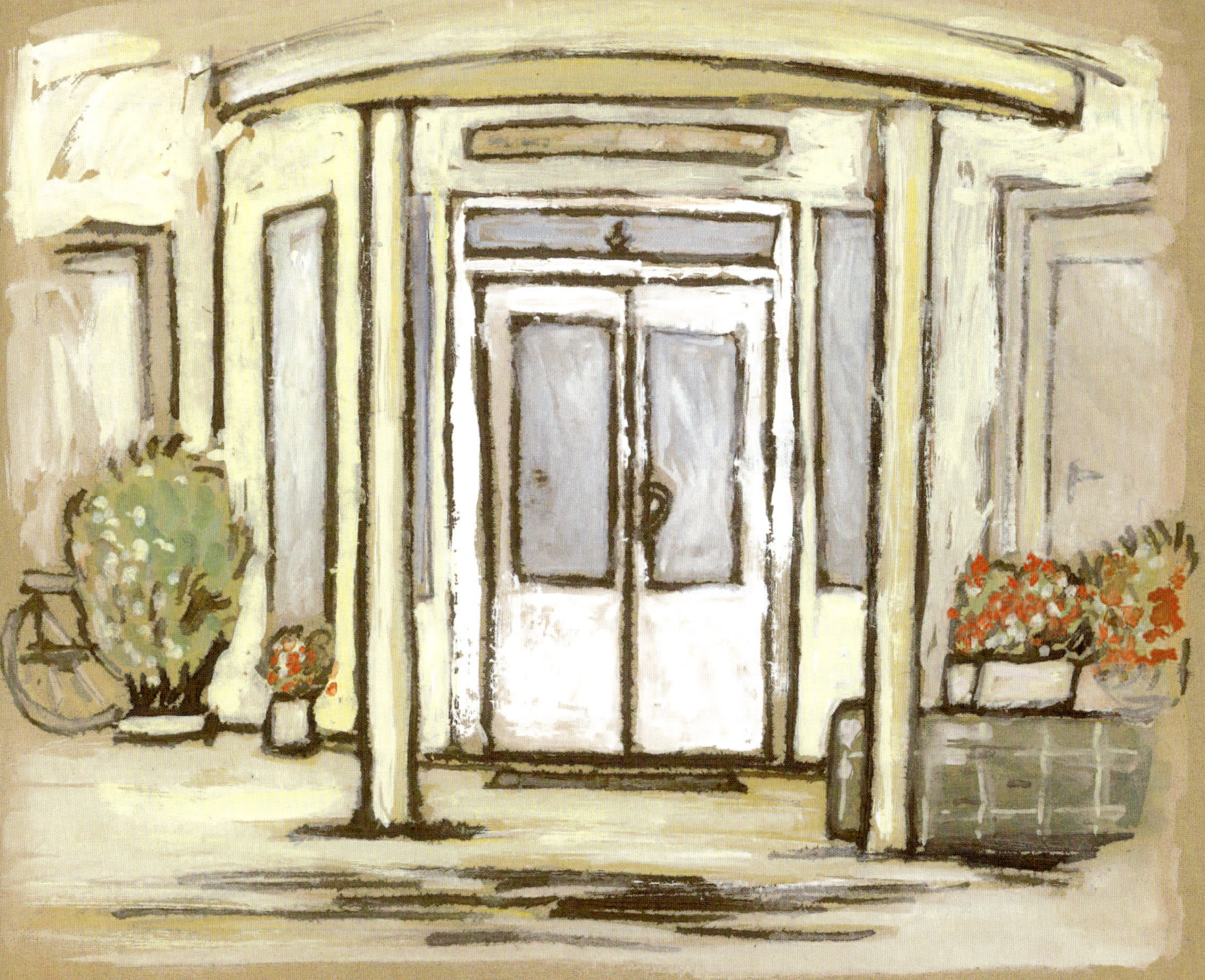

Heute lebt Oma nicht mehr in ihrem schönen Haus.
Sie wohnt in einem noch größeren Haus mit vielen anderen
Omas und Opas, denen es so geht wie ihr.

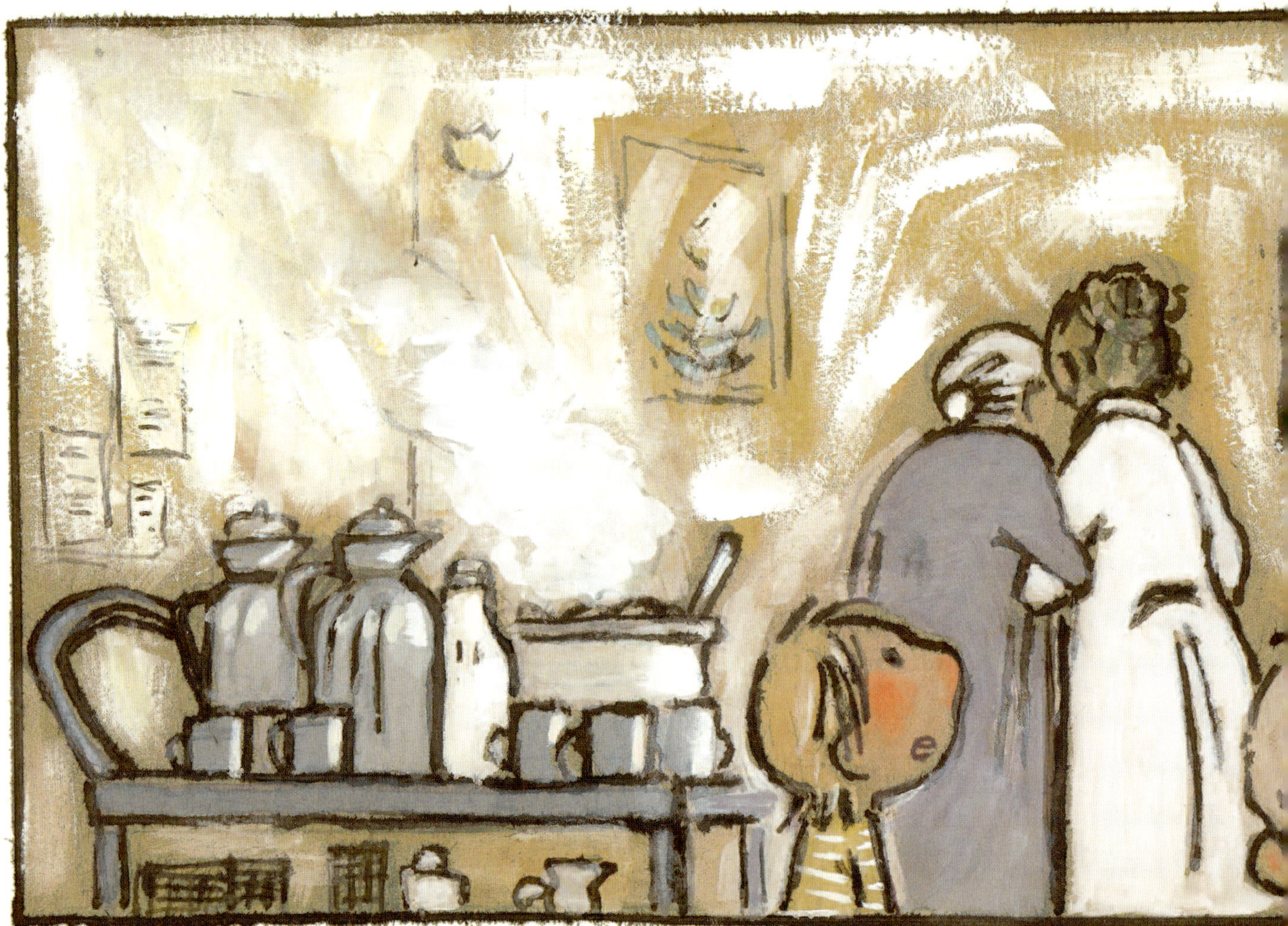

Schwestern und Pflegerinnen kümmern sich um Oma.
Sie helfen ihr beim Essen, beim Waschen und beim Gehen.
Wir backen nicht mehr gemeinsam Schokoladenkuchen mit viel Sahne.

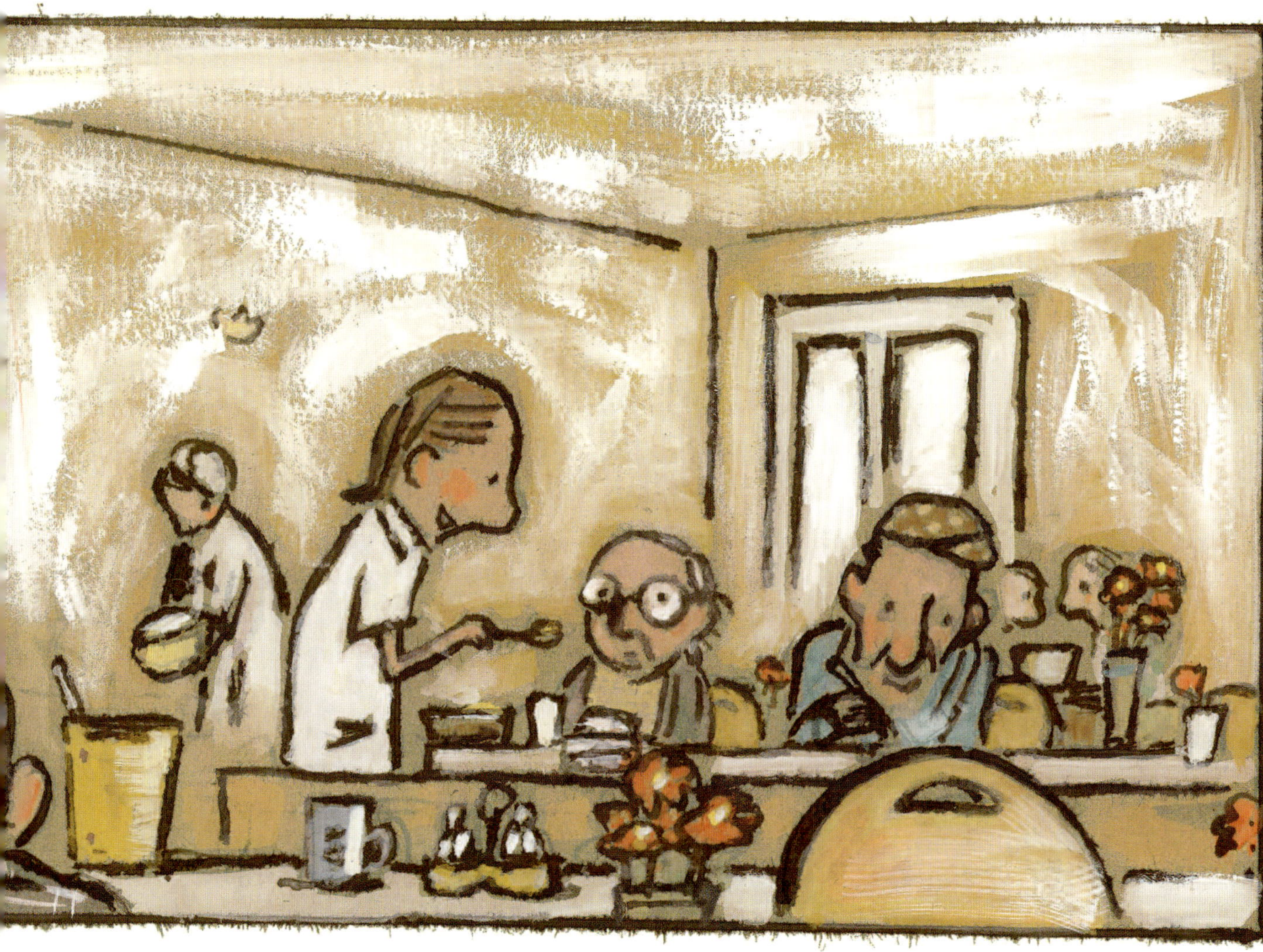

Ich bin traurig, dass Oma sich so verändert hat.
Aber ich besuche sie oft. Und wisst ihr was?

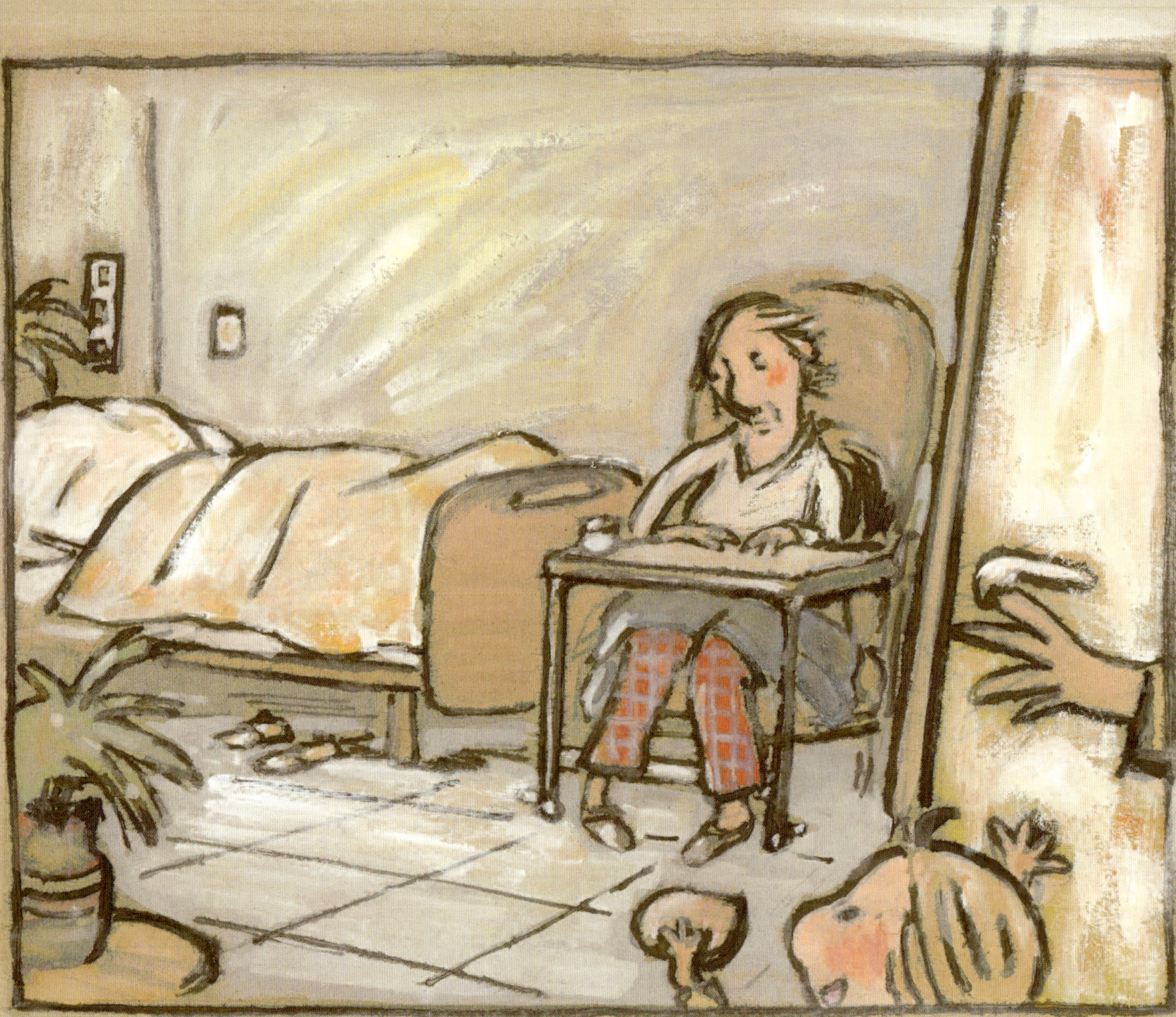

Heute bin ich es, die Oma Schokoladenkuchen mit viel Sahne bringt.
Und ich zeige ihr die Fotoalben.

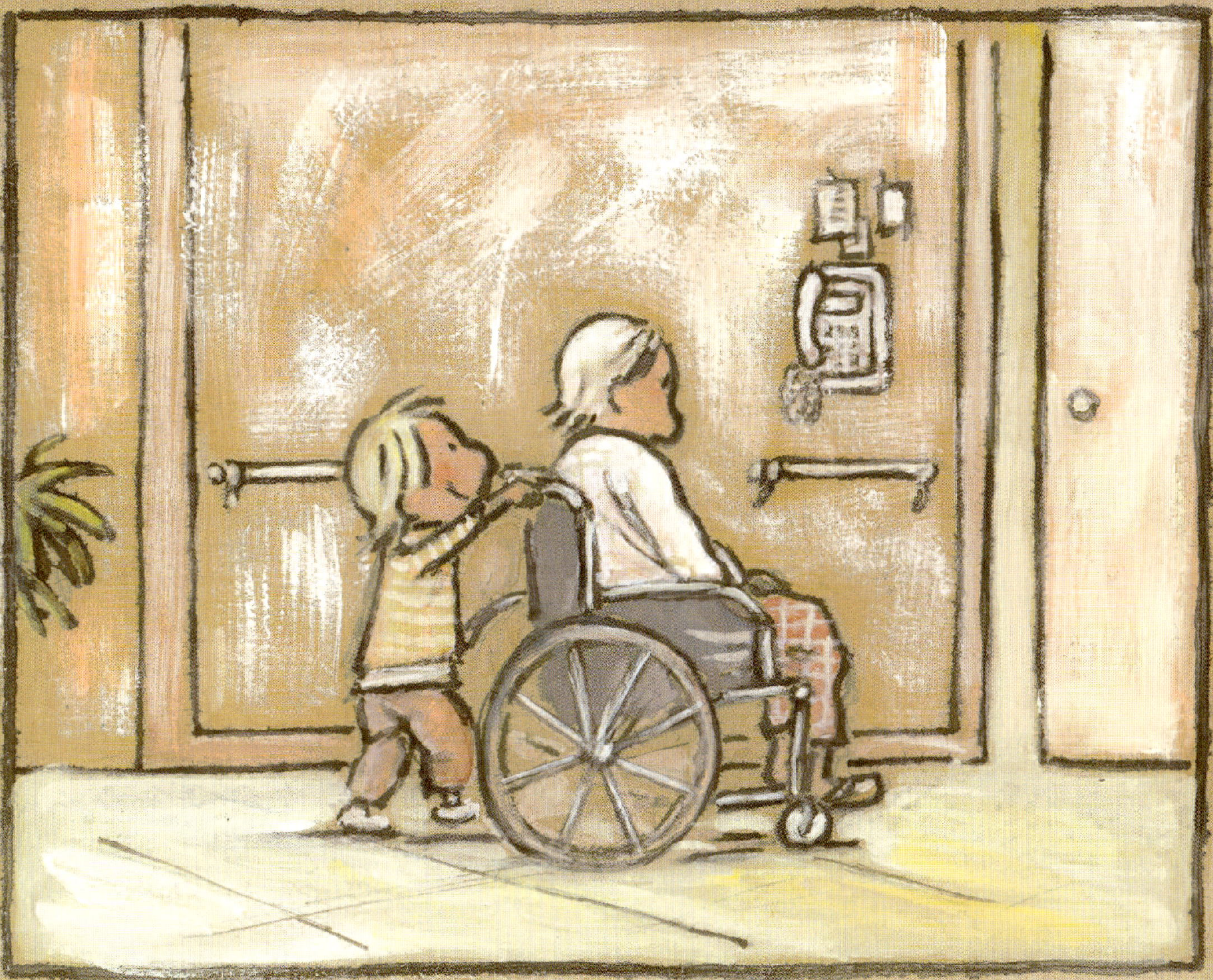

Ich fahre sie in ihrem Rollstuhl umher
und erzähle ihr Geschichten.

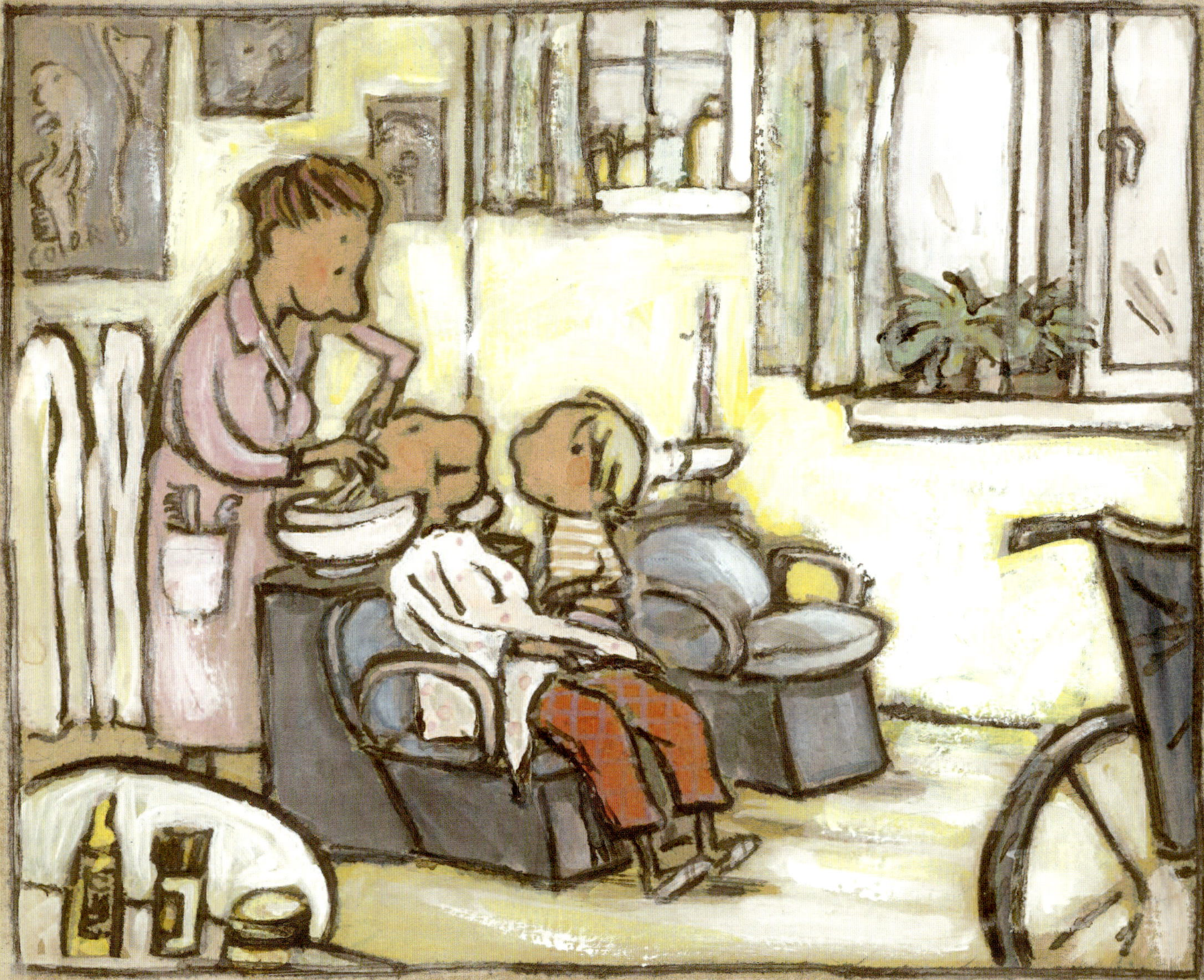

Es stimmt: Sie ist nicht mehr die Oma, die ich früher kannte.
Aber sie ist immer noch MEINE Oma, und ich habe sie sehr lieb.

Ich glaube, dass sie mich nicht mehr erkennt und dass sie nicht mehr versteht, was ich sage. Aber eines weiß ich genau: Sie versteht unseren „schallenden Schmatze-Kuss“. Und ich weiß, dass sie sich darüber freut.

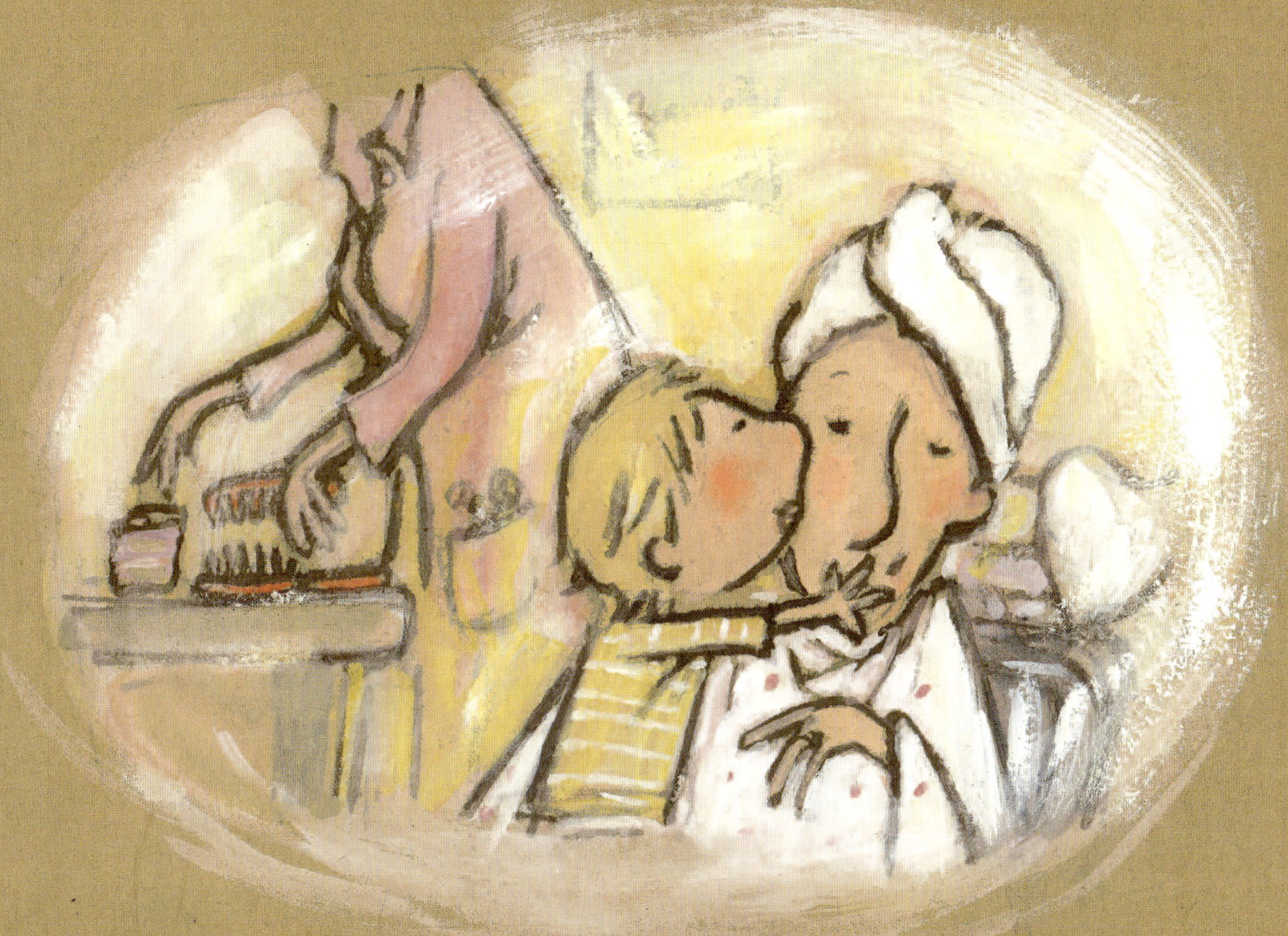

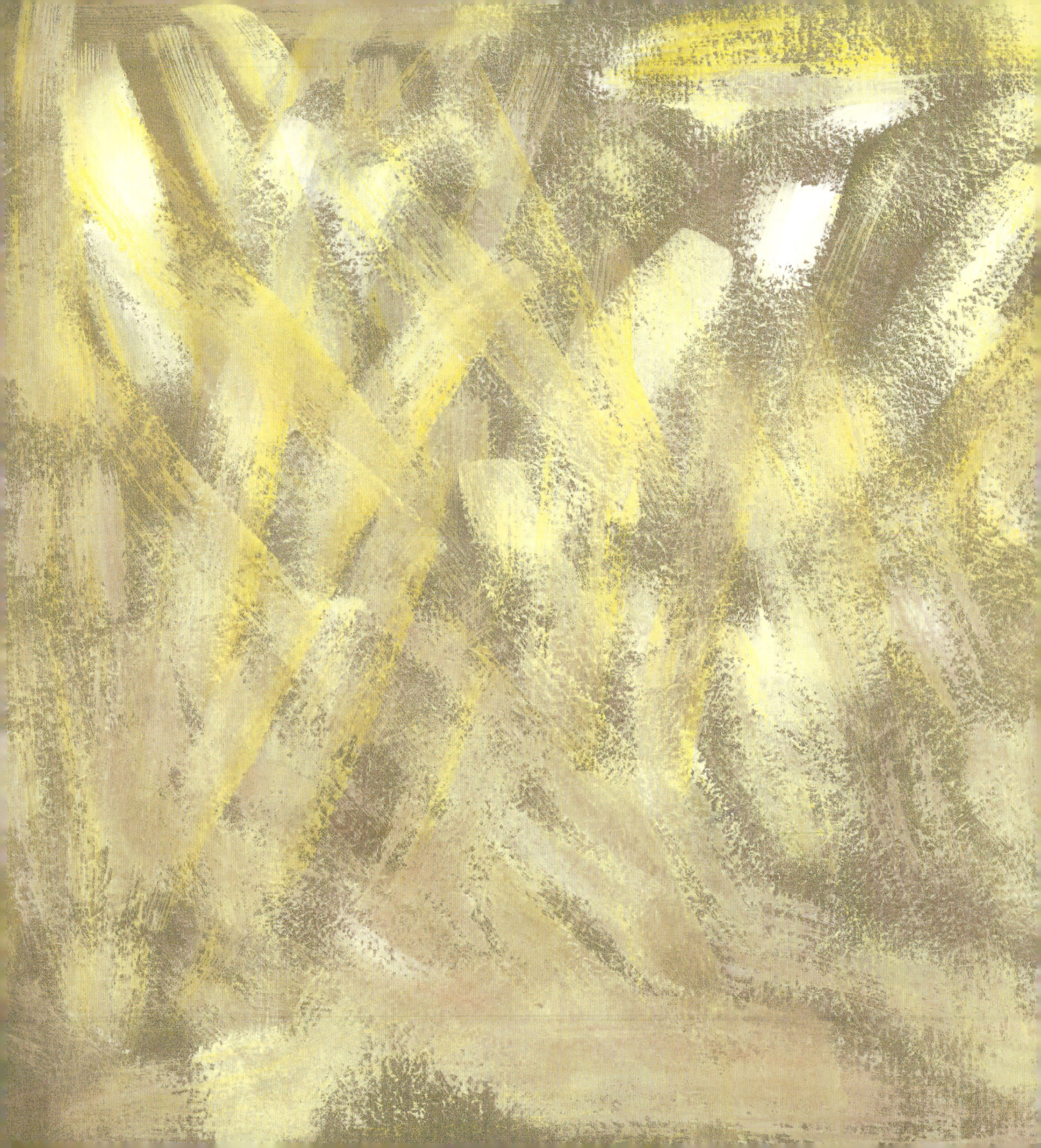